TRAITEMENT

DE LA

CIRRHOSE DU FOIE

PAR

L'HIPPURATE DE CHAUX

Par le Dr V. POULET

de Plancher-les-Mines (Haute-Saône).

PARIS

IMPRIMERIE TYPOGRAPHIQUE DE M. DÉCEMBRE

326, RUE DE VAUGIRARD, 326

—

1886

TRAITEMENT

DE LA

CIRRHOSE DU FOIE

PAR

L'HIPPURATE DE CHAUX

Par le Dr V. POULET

de Plancher-les-Mines (Haute-Saône).

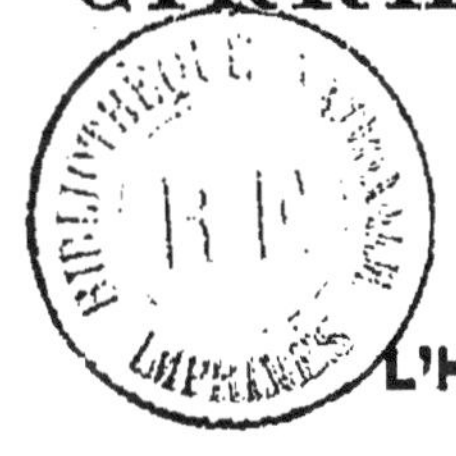

PARIS

IMPRIMERIE TYPOGRAPHIQUE DE M. DÉCEMBRE

326, RUE DE VAUGIRARD, 326

—

1886

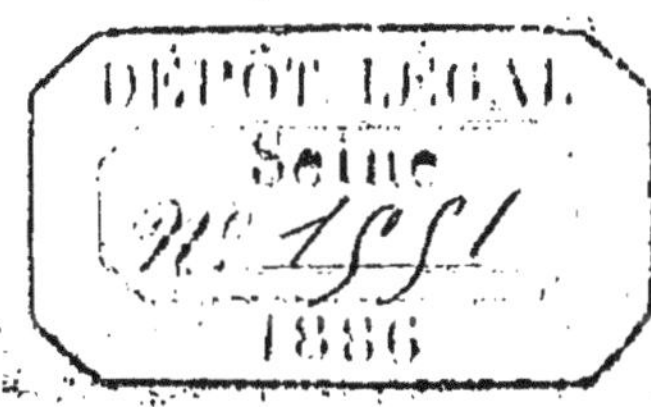

TRAITEMENT DE LA CIRRHOSE DU FOIE

par l'hippurate de chaux,

Par le Dr V. POULET,

de Plancher-les-Mines (Haute-Saône).

Au double point de vue anatomique et séméiologique, il faut distinguer deux formes
principales : la cirrhose atrophique, qui répond à l'ancien type de Laënnec, et la cirrhose hypertrohique dont l'étude est de date
récente.

Le caractère fondamental de la cirrhose
atrophique, c'est l'oblitération des capillaires
de la veine-porte, comprimés par la prolifération du tissu conjonctif, qui finit même par
étouffer et faire disparaître complètement les
cellules hépatiques. Dans cette forme, le tissu
conjonctif est seulement extra-lobulaire ; il
enserre le lobule, mais ne pénètre pas dans
son intérieur. Quant aux canalicules biliaires,
ils ont conservé leur état normal, ce qui ex-
plique l'absence d'ictère. Mais la compression
des vaisseaux sanguins amène forcément la
gêne de la circulation hépatique, la stagna-

tion du sang dans le système porte, la dilatation des veines abdominales sus-ombilicales, et consécutivement l'ascite, puis l'œdème des membres inférieurs.

Dans la cirrhose hypertrophique, le microscope permet de constater que les cellules hépatiques ont conservé leur volume normal. Il y a aussi prolifération du tissu conjonctif; mais celui-ci pénètre jusque dans l'intérieur des lobules. Quelquefois tout en conservant leur dimension, les cellules sont altérées au point de présenter tous les caractères de la dégénérescence granulo-graisseuse. Souvent encore on y remarque un piqueté résultant de la pénétration de la bile dans leur paroi.

Tout incontestable qu'elle est, l'importance de ces données est loin d'occuper la première place. M. Cornil a le mérite d'avoir le premier, dans les *Archives de physiologie pour* 1874, signalé un caractère anatomo-pathologique des plus remarquables, consistant dans la dilatation des canalicules biliaires. A l'état normal, les petits conduits de la bile sont peu apparents, tandis qu'ils sont plus ou moins augmentés de volume et très appréciables à l'œil dans la cirrhose hypertrophique, et, de même que l'amoindrissement des cellules hépatiques entraîne la diminution du volume du fóie, dans la cirrhose atrophique, de même ici la dilatation des canalicules biliaires donnent lieu à l'ampliation de cet organe.

A cela M. Cornil a montré qu'il se joint une altération spéciale dans la structure des canalicules biliaires. En effet, les cellules épithéliales qui tapissent intérieurement la paroi de ces petits canaux, ont subi une prolifération si considérable qu'elles en obstruent la lumière et s'opposent au passage de la bile ; d'où naît l'ictère qui accompagne fréquemment la cirrhose hypertrophique.

L'ictère dans la cirrhose, est, suivant M. Merklen, la conséquence d'une hépatite diffuse intra-lobulaire qui, par l'abondante néoformation embryonnaire qu'elle détermine entre les cellules hépatiques, interrompt le cours de la bile dans le lobule. L'ictère est alors, dit-il, d'autant moins prononcé que la dégénérescence graisseuse est plus complète.

Comme les vaisseaux sanguins sont exempts de toute altération susceptible d'entraver la liberté de la circulation hépatique, l'ascite et les hydropisies doivent faire et font effectivement défaut dans la forme hypertrophique.

La lésion des canalicules, décrite par M. Cornil, a été admise par M. Hayem dans une communication faite à la Société anatomique en 1875, et par M. Victor Hanot, alors interne du service de M. Bucquoy à l'hôpital Cochin, en 1876.

On doit à MM. Pierret et Pitres une donnée étiologique qui mérite toute l'attention des pathologistes. Dans les observations qu'ils ont publiées, on trouve l'exemple d'un calcul des voies biliaires qui avait déterminé une transformation fibreuse, avec hypertrophie considérable du tissu hépatique, véritable cirrhose périlobulaire, caractérisée par le développement d'un tissu conjonctif riche en cellules embryonnaires.

Un fait semblable est rapporté par MM. Charcot et Gombault, dans un mémoire, publié en 1876, par les *Archives de physiologie*, et M. du Castel a recueilli une observation analogue la même année, dans le service de M. Lasègue à la Pitié, observation consignée dans les *Archives générales de médecine*.

De pareils faits, en nombre aussi imposant, sont de nature à fournir une bonne explication de la cause prochaine de la cirrhose hypertrophique, et à faire admettre que cette affection, regardée d'abord comme primitive, est, au contraire, très problablement secondaire, deutéropathique, selon l'expression de l'Ecole.

La lithiase biliaire est donc une cause fréquente de cirrhose hypertrophique. Elle agit sans doute à la manière de la ligature du canal cholédoque chez les animaux. Mais on peut aussi voir souvent la cirrhose atrophique à la suite de l'obstruction du canal cholédoque.

Indépendamment des deux formes types de la cirrhose, il en est une troisième que l'on peut appeler mixte, nullement rare, et dans laquelle le foie conserve tout à fait, ou à peu de chose près son volume normal. Quelquefois cet organe, d'abord hypertrophié, revient ensuite à son volume normal ou même finit par s'atrophier. Cette conservation du volume du foie cirrhotique n'a rien d'étonnant ; car on rencontre, dans la forme mixte, tout ensemble les altérations des deux formes types. En même temps que les canalicules biliaires sont dilatés et encombrés par la prolifération des cellules embryonnaires, les vaisseaux portes sont obstrués ; par là les effets de chacune des altérations sur les changements du volume de l'organe hépatique sont neutralisés plus ou moins complètement par la coïncidence de l'autre, et, de ce concours de circonstances il résulte, sous le rapport de la symptomatologie, toutes les conséquences obligées de l'un et l'autre genres de lésions.

C'est ainsi que, concurremment avec l'ictère, on voit apparaître l'ascite et la dilatation des veines sus-ombilicales.

Ce que nous appelons cirrhose hyperthrophique renferme les deux espèces de M. Jaccoud : *la cirrhose biliaire hypertrophique*, caractérisée sous le rapport séméiologique, par les symptômes de l'ictère, et la *cirrhose hyperthrophique* proprement dite, qui, elle, en est exempte, et qui est certainement de beaucoup la plus commune. Quant à notre cirrhose atrophique, elle répond à la cirrhose veineuse atrophique du célèbre clinicien, tandis que la plupart des cas de notre cirrhose mixte, dans lesquels le foie a conservé son volume normal, constituent des exemples de ce qu'il entend par *cirrhose veineuse non atrophique*.

Au point de vue étiologique, M. Lancereaux distingue trois types de cirrhose, le type syphilitique, le type impaludique et le type alcoolique, de beaucoup le plus commun. Cette classification a le tort de laisser dans l'ombre la ligne de démarcation si tranchée qui sépare les deux formes atrophique et hypertrophique ; car l'une et l'autre comptent les excès alcooliques au nombre de leurs causes.

La corrélation des habitudes alcooliques

avec la maladie du foie que nous considérons, a été aperçue dès le commencement du siècle par Baillye, en Angleterre ; mais c'est seulement de 1830 à 1832, que Kiernan, en Angleterre, et Hallmann, en Allemagne, reconnurent que la lésion siège dans le tissu cellulaire interstitiel du foie.

A l'autopsie, on trouve que le foie, dont le poids normal est de 1.600 grammes environ, est considérablement augmenté de volume et atteint quelquefois un poids de plus de 2 kil. et demi. Comme dans la cirrhose atrophique, la surface de cet organe présente des inégalités ; mais tandis que, dans cette dernière, les saillies ont la dimension d'une noisette, dans la cirrhose hypertrophique, elles n'ont que la grosseur d'un pois, ou même d'un grain de mil. La couleur du foie est jaunâtre, et parfois même verdâtre (couleur épinards). Cette couleur se retrouve à la coupe du parenchyme hépatique, sous forme de taches plus prononcées les unes que les autres, ce qui lui donne un aspect marbré.

Non seulement, on remarque une augmentation de volume, mais aussi de consistance. Le tissu du foie se laisse difficilement déchirer et oppose une grande résistance, lorsqu'on veut y enfoncer le doigt ; cependant, l'induration est loin d'offrir la dureté en quelque sorte squirrheuse de la cirrhose atrophique.

A la coupe, on aperçoit de nombreuses bandelettes blanchâtres qui sillonnent l'organe en tous sens, et qui ne sont autre chose que des tractus du tissu conjonctif en voie de prolifération.

Souvent le péritoine qui recouvre le foie offre des taches blanchâtres qui sont les traces accusatrices d'une inflammation chronique, due à la propagation de l'irritation hépatique à la séreuse voisine, et dont le développement peut, à bon droit, se rattacher aux crises douloureuses survenues dans le cours de la maladie. Les mêmes taches peuvent s'étendre aussi à l'épiploon.

Une autre lésion très importante, c'est l'hypertrophie de la rate qui existe toujours en coïncidence avec celle du foie. Ce phénomène se rencontre aussi quelquefois dans la cirrhose atrophique; mais il est alors moins accentué. Dans la forme que nous envisageons, l'ampliation splénique peut aller jusqu'à atteindre des dimensions énormes, telles que la matité du foie et celle de la rate se confondent sur la ligne médiane, et que les deux organes ne peuvent être délimités par la percussion. Le tissu de la rate hypertrophiée est tantôt induré, tantôt ramolli; et le péritoine splénique offre souvent des traces de phlegmasie chronique.

Les altérations du tube digestif sont beaucoup moins prononcées que dans la cirrhose atrophique.

Il existe souvent un bourrelet hémorrhoïdaire très accentué. Dans certains cas, M. Dussaussoy a observé la dilatation variqueuse des veines de l'œsophage, et il en est résulté des hémorrhagies qui ont notablement avancé la mort; mais le diagnostic en est impossible.

En général, la scène morbide s'ouvre par des troubles graves de la digestion, la plupart du temps par des vomissements, quelquefois par une diarrhée opiniâtre. Dans cette forme, dit M. Potain, « l'alcool agit localement, en excitant les muqueuses de l'estomac et du duodénum, provoquant ainsi cet état de catarrhe gastrique habituel aux buveurs, lequel gagne ensuite les voies biliaires, les canalicules notamment, et détermine tout le cortège des symptômes de la cirrhose hypertrophique. » Comme l'alcool a pour premier effet de mettre obstacle à l'évacuation de la bile, il survient un ictère qui manque dans la cirrhose atrophique.

Frerichs a observé l'ictère sept fois sur

trente-deux cas ; mais deux fois seulement il a constaté les caractères de l'ictère véritable. Ordinairement, en effet, on n'observe pas autre chose qu'une teinte subictérique, cachectique, intermédiaire entre la teinte jaune-paille du cancer et la nuance plus foncée de l'ictère.

Le météorisme est habituel ; il est dû sans doute à l'acholie, c'est-à-dire, à l'absence de la bile dans l'intestin ; mais il n'est pas facile de dire comment un semblable effet se produit.

Nous avons dit que la rate est hypertrophiée. A l'état normal, il est rare, dit M. Hardy, qu'on arrive par la percussion à délimiter la rate ; si cette délimitation est aisée, c'est que le volume en est augmenté. Le volume de cet organe acquiert quelquefois des dimensions énormes.

La rate augmentée de volume est le siège de douleurs assez vives à la pression.

Les veines préabdominales sont peu apparentes, ce qui prouve que les veines hépatiques ne sont pas comprimées et que le système porte est intact.

Les individus atteints de cirrhose hyperthropique sont sujets aux hémorrhagies par le nez, par un ulcère cutané, etc. Les épistaxis sont surtout fréquentes. On sait que cet accident est un épiphénomène de l'ictère.

D'ordinaire, les urines, dans cette maladie, présentent les modifications physiques et chimiques qui caractérisent l'urine des ictériques. Elles sont plus abondantes que dans la cirrhose atrophique, et offrent une coloration d'un jaune noirâtre qui ne rappelle en rien la teinte des urines rosaciques que l'on observe dans cette dernière affection, et qui résulte de la présence des urates et de l'uro-hématine. Souvent l'addition de l'acide nitrique leur communique la teinte vert-bouteille, auquel cas l'éther et le chloroforme ont la propriété de leur faire prendre une couleur jaune-verdâtre très nette. Les matériaux solubles ne dépassent pas 30 à 40 grammes dans les vingt-quatre heures, au lieu de s'élever au chiffre normal de 42 grammes. Le chiffre de l'urée est abaissé. Il varie de 3 à 10 grammes, au lieu de 12 à 16 qui est la quantité émise quotidiennement par un individu en bonne santé. La proportion d'acide urique est ordinairement normale, de 0,40 à 0,50 c. Il en est de même de celle de l'uro-hématine.

Par le progrès de la maladie, il survient un affaiblissement musculaire qui frappe l'entourage, de l'amaigrissement, enfin tous les signes de la cachexie. Des râles se manifestent dans toute l'étendue de la poitrine, et la scène morbide se termine par les phénomènes ultimes de l'ictère grave.

Quelquefois, pourtant, les malades succombent à des péritonites partielles, et même à des pleurésies par propagation de l'inflammation à une séreuse voisine.

La marche de la maladie est fort lente; car elle met généralement un grand nombre d'années à évoluer. Cette circonstance permet de la distinguer aisément du cancer du foie, dont la marche est beaucoup plus rapide. D'ailleurs les bosselures très appréciables du cancer à la surface du foie, font défaut dans la cirrhose hypertrophique. Il n'est pas non plus d'ordinaire fort difficile de ne pas la confondre avec les kystes hydatiques. Il est vrai que, dans les deux maladies, le volume du foie est augmenté; mais, si l'on a affaire à un kyste, cette augmentation n'est pas étendue à tout l'organe, elle est bornée à la partie dans laquelle le kyste s'est formé. La présence d'un kyste hydatique donne rarement lieu à de l'ictère; elle n'occasionne pas l'hypertrophie de la rate; enfin elle engendre des phénomènes tout à fait spéciaux, tels que la fluctuation, le frémissement hydatique, le dégoût insolite du

patient pour les aliments gras, et surtout, si-
gne important signalé par M. Jaccoud, la
*régurgitation de substances non émulsion-
nées.*

En cas de doute, on pourrait profiter de la
remarque de M. Lépine, qui a produit la gly-
cosurie par l'ingestion de 400 grammes de
glycose chez les cirrhotiques, tandis que rien
de semblable ne se produit, selon lui, dans les
autres cas.

Selon M. Potain, le pronostic de la cirrhose
hypertrophique est très grave, parce que la
thérapeutique a peu de prise sur elle. On ne
pourrait espérer autre chose que d'en retarder
la marche. S'il m'est permis d'émettre une
opinion différente à propos d'une maladie dont
l'évolution est si lente, et alors que mes essais
ne datent que d'un petit nombre d'années,
je dirai que le traitement par l'hippurate de
chaux paraît être ici un véritable spécifique, et
qu'il m'a fourni des résultats surprenants, si
avantageux même, que je crois être en droit de
compter, dans maints cas, sur une guérison
définitive, pourvu toutefois, condition *sine quâ
non*, cela se conçoit, que les sujets renoncent
à leurs libations exagérées.

Dans la forme mixte, l'association des
symptômes accélère la terminaison fatale ; la

maladie met peu de mois à parcourir ses diverses phases.

Jusqu'à présent, le traitement a consisté dans l'emploi des alcalins, des eaux minérales alcalines, du carbonate de chaux, de l'iodure de potassium. Il faut éviter l'administration des purgatifs à cause de la tendance à la diarrhée, à moins que l'embarras gastrique ne soit bien prononcé, auquel cas il convient de le combattre par un purgatif salin et gazeux. Les exutoires sur la région du foie ont donné des résultats avantageux ; mais l'amélioration que l'on réalise par ce moyen n'est que temporaire et, bientôt, le mal reparaît de plus belle. L'indication des toniques, des amers surgit d'assez bonne heure.

Dans un cas d'épistaxis rebelle, sous la dépendance de la cirrhose, M. Verneuil eut recours, avec succès, à l'application d'un large vésicatoire sur la région hépatique.

En résumé, en entreprenant le traitement d'une cirrhose hypertrophique, les plus éminents praticiens ne se dissimulent pas l'inanité de leurs efforts, et confessent qu'il n'y a pas à compter sur une cure bien solide. Nous avons trouvé dans l'hippurate de chaux un agent infiniment plus puissant, plus avantageux que tous ceux qui ont été usités jusqu'ici contre cette maladie. L'amélioration qu'il procure, est immédiate, considérable. On sent que la cirrhose hypertrophique, pareille, si je puis ainsi dire, à un cheval rétif, a enfin rencontré son dompteur. Voici quelques observations inédites propres à mettre en lumière la merveilleuse efficacité de cette préparation dont la base fait partie intégrante de notre économie, et dont nous avons démontré péremptoirement que l'acide est le principe acide normal du suc gastrique. Quelques observations analogues ont été déjà publiés dans la *Gazette hebdomadaire* (année 1884), et récemment dans le *Bulletin de Thérapeutique*.

Obs. I. — Cirrhose hypertrophique du foie accompagnée d'épistaxis fort grave. Traitement par le sirop d'hippurate de chaux. Guérison datant de deux ans.

M. Xavier X. âgé de 43 ans, d'un tempérament sanguin, de constitution athlétique, ouvrier fondeur, s'adonnait à l'usage immodéré des boissons alcooliques, de l'eau-de-vie surtout ; quand il avait fait des orgies pendant plusieurs jours, il devenait furieux, chassait sa femme, battait même son père et se rendait odieux à toute sa famille. Depuis longtemps il était atteint de vomissements glaireux ; à par-

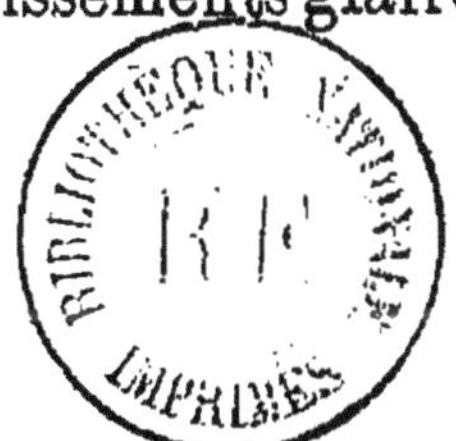

tir du commencement de l'année 1883, il survint des crises pendant lesquelles tous les aliments ingérés étaient bientôt vomis. Les conjonctives prirent une teinte subictérique ; en
même temps le ventre se météorisa ; mais
l'augmentation de son volume n'était pas dû
uniquement à un développement gazeux ; le
foie était considérablement hypertrophié et dé-
passait les fausses côtes de trois travers de
doigt. Le diamètre axillo-iliaque de cet organe
mesurait près de 17 centimètres ; le diamètre
mammaire 15 et le sterno-pubien 12 centimètres. Il n'y avait pas de diarrhée, plutôt, au
contraire, une tendance à la constipation. De
fréquentes et graves épistaxis se manifestèrent.
En général, le sulfate de quinine, excellent hé-
mostatique à la dose quotidienne d'un gramme, en fit assez facilement justice. Toutefois,
l'une de ces hémorhagies fut tellement in-
tense, tellement rebelle à l'action des hémos-
tatiques, et même du tamponnement nasal,
le malade paraissait si exsangue que nous fû-
mes sur le point de lui pratiquer la transfu-
sion du sang.

A plusieurs reprises, X... souffrit d'attaques
extrêmement douloureuses de rhumatisme
goutteux, localisé d'abord dans l'articula-
tion métatarso-phalangienne du gros orteil

gauche, plus tard, envahissant tantôt le genou, tantôt le plus souvent la hanche droite. Obligé chaque fois de garder le lit pendant quinze à vingt jours, il était en proie à une fièvre violente accompagnée des signes d'un embarras gastrique très accentué.

Les urines étaient jaunâtres, d'une nuance très foncée. Pendant les périodes d'ictère, elles renfermaient un peu de biliverdine décelée par la coloration vert-bouteille qui apparaissait sous l'action de l'acide nitrique.

En mars 1883, ce malade, après avoir été purgé à l'aide d'une bouteille d'eau minérale, fut mis à l'usage du sirop d'hippurate de chaux, à la dose de trois cuillerées à bouche par jour, et le traitement, aidé d'une bonne hygiène, fut continué pendant 3 mois. Au bout de ce temps, trois litres de sirop avaient été consommés, les accidents gastro-intestinaux et les accès de goutte avaient entièrement disparu, les urines étaient redevenues ambrées, le foie était rentré dans ses limites normales. Le dégoût pour les alimens, surtout pour la viande, avait fait place à un excellent appétit. Notre client est un des sujets qui, ayant pris la résolution de quitter leurs habitudes, ont persévéré le danger passé. Nous pouvons regarder la guérison comme complète et définitive, à condition qu'il reste fidèle à ses bonnes résolutions.

Dans les cas qui suivent, le malade, d'abord amendé ou même guéri, n'a pas tardé à retomber dans les écarts de régime, dans la débauche de boissons, qui avaient occasionné les premières atteintes ; ce qui fait que les crises se sont reproduites. Traité chaque fois par l'hippurate de chaux, il a vu , d'ordinaire, les accidents conjurés rapidement ; mais le pronostic est singulièrement assombri par le retour perpétuel des causes qui ont ébranlé une constitution d'ailleurs excellente, et ne peuvent manquer, la minant constamment et peu à peu, d'en amener la ruine.

Obs. II. — Dyspepsie alcoolique. Commencement de cirrhose hypertrophique du foie. Sous l'influence du sirop d'hippuraté de chaux, amélioration rapide. Retour des crises à la suite de nouveaux écarts de régime.

M. Charles X..., âgé de 39 ans, doué d'une bonne constitution, ouvrier sur métaux, ne se contenta pas malheureusement de sa profession et y joignit, il y a quelques années, celle de cabaretier. Depuis cette époque, il a commis de grands excès de boissons, et, au bout d'un an de ce régime détestable, buvant beaucoup, ne mangeant guère, il commença à souffrir de vomituritions, de vomissements glaireux le matin, de météorisme et de crises répétées, pendant lesquelles il était en proie à une grande anxiété et à des douleurs intolérables siégeant à l'épigastre et à l'hypochondre droit, et s'irradiant jusqu'à l'épaule gauche. Il y avait une tuméfaction notable du lobe gauche du foie, dont l'hypertrophie se décelait aisément par la palpation de la région sus-ombilicale, une teinte subictérique très prononcée des conjonctives, des urines d'un jaune brunâtre. Fièvre nulle. Langue habituellement saburrale. A diverses reprises, le malade avait eu des épistaxis inquiétantes.

Plusieurs traitements, des purgatifs salins, de l'iodure de potassium, etc., ont été essayés avec peu de succès.

Le 22 juillet 1884, appelé pour remédier aux phénomènes douloureux d'une crise, nous prescrivîmes une bouteille d'eau de Sedlitz qui nous parut indiquée par l'état saburral et, les jours suivants, l'administration quotidienne de trois cuillerées à bouche de sirop d'hippurate de chaux.

L'effet ne se fit pas attendre. Les vomissements, l'inappétence et l'insomnie disparurent dès les premières cuillerées de ce médicament héroïque. En peu de jours l'amélioration fut si considérable qu'elle avait bien l'air d'une guérison. L'hippurate de chaux fut continué jusqu'au 30 août, époque où nous perdîmes de vue ce malade, dont le cas nous paraissait un bel exemple de l'efficacité de notre médication.

La rémission ne fut pas de longue durée. A peine avions-nous cessé de lui donner des conseils, qu'il reprit ses vieilles habitudes. Aussi, dès le 21 septembre, revint-il nous consulter, se plaignant des mêmes symptômes qui avaient motivé notre première intervention. Depuis cette époque rien n'a été changé ni à ses débauches, ni aux crises qui en sont la triste conséquence.

Obs. III. — Cirrhose alcoolique hypertrophique, non biliaire. Vomissements incessants. Disparition rapide des accidents de la dyspepsie alcoolique par l'administration de l'hippurate de chaux.

M. Georges X..., âgé de 29 ans, tempérament sanguin, ex-douanier, s'est trouvé tout à coup, à la mort de sa mère, à la tête d'une belle fortune. Aussitôt de donner sa démission et de jouir de son patrimoine en se livrant, sans mesure, à la débauche alcoolique. Le 24 août 1884, il est réduit à l'état le plus déplorable ; il est en proie à des vomissements glaireux continuels, ce qui ne l'empêche pas de faire d'abondantes libations de vin de Champagne, qu'il rend presque immédiatement après l'avoir ingéré. L'inappétence est absolue ; l'affaiblissement musculaire considérable. Il y a de la somnolence, du météorisme, de la douleur à la pression du creux épigastrique, un développement insolite du foie au-dessous du rebord des fausses côtes. La langue, un peu saburrale, présente l'aspect rouge et fendillé, caractéristique de la gastrite des alcooliques. Le caractère est devenu extrêmement irascible. Pas de chaleur en excès. Pouls à 80.

Nous commençons ce traitement par l'administration d'une bouteille d'eau purgative, le 25, et dès le 26, le malade est mis à l'usage de l'hippurate de chaux, à la dose de trois cuillerées à bouche de sirop, par jour.

Le 29, nous étions à la gare de Bas-Évette. Le malade nous aperçoit de la portière d'un wagon, au moment où le train allait partir, et nous crie, tout joyeux : Je suis guéri ! ajoutant force remercîments et félicitations pour l'heureux résultat du traitement que nous avions prescrit.

Malheureusement, il ne tint aucun compte

de nos conseils. Peu de temps après, il retomba dans ses vieilles habitudes, les buveurs sont, à bien peu d'exceptions près, incorrigibles, et nous avons appris récemment qu'il venait de succomber aux suites de ses excès.

Obs. IV. — Dyspepsie alcoolique grave, sous la dépendance d'une cirrhose hypertrophique biliaire. Vomissements alimentaires. Guérison rapide par le sirop d'hippurate de chaux.

M. Isidore X..., âgé de 64 ans, ancien militaire, aubergiste, fait grand abus de cognac, de vin sucré et de café noir. Il ne se donne pas la peine de se verser à boire ; pour simplifier les choses, il boit à la bouteille, et un jour, dans sa précipitation, il se trompa de flacon, et avala, en place de cognac, une forte dose d'alcali. Tout autre y eût succombé ; mais, par une chance exceptionnelle, il se trouve que l'ammoniaque est justement un antidote de l'alcool, et il est certain que l'absorption devait se faire très mal et très lentement à la surface d'une muqueuse épaissie, altérée par le contact habituel des liqueurs fortes. Nous estimons que ces circonstances favorables ont sauvé la vie de notre malade, en nous permettant d'agir en temps utile, et de neutraliser la base ingérée par un acide inoffensif avant l'invasion d'accidents mortels.

Depuis deux ans la santé de M. X. était altérée; il avait des vomissements glaireux tous les matins, des alternatives de diarrhée et de constipation, et, par intervalles, se manifestaient des phénomènes d'embarras gastrique qu'il avait l'habitude de combattre par les purgations à l'aide de l'huile de ricin. Tout-à-coup, le 29 octobre 1884, éclatèrent des accidents nouveaux plus alarmants que les précédents. Fatigué par des régurgitations et des renvois continuels, il commença à vomir tous ses aliments, presque immédiatement après les avoir ingérés. L'insomnie, un malaise indicible, sans trève le jour et la nuit, changèrent son humeur et la rendirent acariâtre. Il y avait près de 8 jours qu'il était en proie à cet état pénible quand il se décida à nous faire appeler. Nous lui trouvons le teint subictérique, très accentué aux conjonctives. L'amaigrissement et la faiblesse musculaire ont fait de rapides progrès. L'estomac ne tolère pas la moindre quantité de bouillon; la constipation dure depuis le début de la crise. L'abdomen est météorisé; la pression de l'épigastre très douloureuse. Les dimensions du foie sont sensiblement augmentées. Ni ascite, ni œdème des extrémités inférieures. Pouls à 100 pulsations, assez plein. Urines rosaciques, prenant la teinte acajou, à un certain niveau, et donnant lieu à une effervescence marquée dans la partie inférieure à ce niveau par l'addition d'acide azotique.

Sans retard, nous mettons le malade à l'usage du sirop d'hippurate de chaux. Effet bien prompt et bien remarquable, témoignant combien ce précieux médicament est approprié au cas dont il s'agit! Dès la première cuillerée, les vomissements s'arrêtèrent ; bientôt l'insomnie et le malaise général disparurent; les selles se rétablirent beaucoup plus sûrement que par l'action des purgatifs. En un mot le malade était comme régénéré, dans le laps d'un petit nombre de jours.

Une rechute eut lieu cette année sous l'influence de nouveaux écarts de régime. L'hippurate de chaux réussit encore à corriger les accidents aigus. Nous voudrions que le malade se soumît à une hygiène plus rationnelle et tout ensemble à un traitement longtemps continué. L'obtiendrons-nous? Nous en doutons fort, en tenant compte de l'indocilité dont il nous a donné la preuve.

Telles sont les observations que notre clientèle restreinte nous a permis de recueillir depuis deux ans, indépendamment de celles que nous avons publiées ailleurs. Elles nous paraissent suffisantes pour établir, sans conteste, la merveilleuse action de l'hippurate de chaux dans la cirrhose hypertrophique biliaire ou non. Aucun autre médicament ne peut soutenir le parallèle avec le nouvel agent que nous nous efforçons d'introduire dans la thérapeutique. En faisant connaître itérativement les résultats des plus encourageants que nous n'avons cessé d'obtenir, nous croyons rendre service tout ensemble aux malades, condamnés jusqu'ici à une mort plus ou moins lointaine, mais toujours inévitable, et à nos confrères dont la perplexité est grande en face d'une affection que les moyens dont ils disposent, parviennent à peine à soulager momentanément et dont ils avouent, leurs maîtres en tête, que le pronostic est inévitablement fatal.

Dans la cirrhose veineuse, atrophique ou non, les résultats ne sont point en général aussi brillants. Néanmoins ils ne laissent pas d'être bien supérieurs à ceux qui sont fournis par les médications les plus rationnelles usitées jusqu'à présent. C'est ainsi que l'hippurate de chaux corrige aisément certains phénomènes très incommodes et en combat victorieusement d'autres dont la persistance et l'aggravation menaceraient immédiatement l'existence. A cet égard, notre nouvel agent rend encore de réels services, que les deux faits suivants sont propres à mettre en lumière.

Obs. 5 — Cirrhose veineuse non atrophique. Ascite légère, puis un peu d'œdèm aux extrémités inférieures. Guérison au bout de deux mois par l'administration du sirop d'hippurate de chaux

M. Joseph X... âgé de 52 ans, cultivateur, d'un tempéramment lymphatique, est atteint depuis sa jeunesse, d'un certain degré de surdité, à la suite d'une otite moyenne double suppurée ; pas d'antécédents alcooliques. Le 13 mars 1885, il vint nous consulter se plaignant de frissons erratiques, de fièvre, d'anorexie, d'insomnie nocturne, d'embarras gastrique et de diarrhée. Les phénomènes morbides s'accentuèrent les jours suivants et l'obligèrent à garder le lit. Vers les premiers jours d'avril, le météorisme était très prononcé; le foie conservait ses dimensions normales, l'épigastre était très sensible à la pression à gauche surtout. En même temps on constatait un commencement d'ascite. Les jours suivants il survint un peu d'œdème aux extrémités inférieures. Les urines renfermaient une quantité considérable de matière colorante, qui teignait fortement en rouge les vases où elles étaient contenues. Le chiffre de l'urée était abaissé à 8 grammes, par 24 heures; celui de l'acide urique augmenté jusqu'à près d'un gramme. Pas trace d'ictère. Pouls à 90.

Pour tout traitement, le malade fut mis à l'usage du sirop d'hippurate de chaux. Il en consomma deux litres au total. A peine en avait-il fait usage pendant une quinzaine de jours, que nous eûmes la satisfaction de voir les symptômes s'amender peu à peu.

Les urines redevinrent claires et ambrées, en même temps qu'elles étaient plus abondantes ; le météorisme disparut, ainsi que l'épanchement intra-péritonéal et l'œdème des membres inférieurs. La cure exigea environ deux mois, après quoi le malade entra en franche convalescence. Cette guérison remarquable ne s'est pas démentie depuis cette époque.

Obs. 6. — Cirrhose veineuse. Ascite considérable, traitée avec succès par l'hippurate de chaux. Mort au bout de deux mois et demi par le progrès des lésions pulmonaires et des désordres gastro-intestinaux.

M. Jean-Baptiste X.., cultivateur, âgé de 55 ans, n'ayant pas d'habitudes alcooliques,

souffrait, depuis quatre semaines, d'une douleur
dans le flanc gauche, accompagnée d'embarras
grastrique et de faiblesse générale, lorsqu'il s'a-
lita et nous fit appeler, le 4 mars 1884. Il
était facile de constater par la percussion,
une ampliation très notable de la rate. Les
jours suivants, il survint de la diarrhée, et
vers le 20 mars, la douleur passa dans l'hypochondre droit. Le foie était alors en voie d'a-
trophie ; le ventre, encore souple, permettait
un examen complet des viscères abdominaux ;
la langue, très saburrale au début, était devenue
à peu près nette. Les urines assez abondantes,
sédimenteuses, de nuance très foncée, traitées
par l'acide nitrique, dans un tube, laissaient
dégager à la longue de nombreuses petites bul-
les gazeuses à la partie inférieure, et en même
temps, la partie moyenne et supérieure prenait
une teinte violacée. L'urée était diminuée ; l'a-
cide urique augmenté. Toux. Expectoration
muqueuse. Température, 38°,7. Pouls à 88.

Bientôt le ventre perdit sa souplesse et devint tendu ; les veines sus-ombilicales se di-
latèrent et les signes de l'ascite se manifestèrent. On sait qu'il est de règle, dans la cirrhose, que l'hydropisie commence par le ventre. Il ne tarda pas à s'y joindre de l'œdème
aux jambes, œdème considérable, surtout à la

jambe gauche. On remarquait, dès lors, une altération profonde de la nutrition, marquée par l'amaigrissement et le teint cachectique.

Malgré le peu d'espoir que nous laissaient des symptômes si graves, nous mîmes le malade à l'usage du sirop d'hippurate de chaux, à la dose de trois cuillerées à bouche par jour, et de la tisane de chiendent nitré, sinon pour le guérir, du moins pour le soulager. Un litre de sirop fut consommé en trois semaines environ. Sous l'influence de ce moyen, les urines redevinrent ambrées et limpides, grâce à la réduction de la quantité d'acide urique au chiffre normal; la quantité s'en éleva à un litre et demi par jour. La diarrhée ne se manifesta plus, l'appétit devint meilleur, et, résultat digne de toute l'attention du praticien, l'ascite qui n'avait fait qu'augmenter pendant les premiers jours du traitement et occasionnait une tension du ventre telle, que la palpation ne fournissait plus aucun renseignement sur l'état des viscères abdominaux, disparut entièrement en même temps que l'œdème des extrémités.

Mais la rémission dont jouissait le malade ne fut pas de longue durée. Vers le 15 avril, se manifesta l'éruption d'un groupe de pustules d'ecthyma sur l'hypogastre. Les deux

poumons se prirent à la base, un peu différem-
ment ; à gauche, on observait de la matité
dans la hauteur du travers de la main, avec
absence du murmure respiratoire ; à droite,
c'étaient des râles sous-crépitants très abon-
dants, s'étendant jusqu'à la fosse sous-épi-
neuse. Bientôt il survint des vomissements
bilieux porracés, jamais alimentaires, d'une
grande fréquence, puis finalement incoercibles,
et des frissons erratiques, suivis chaque fois
d'un stade de chaleur et de sueur. Les urines
ne tardèrent pas à redevenir troubles et même
albumineuses. L'albumine précipitée avait
l'aspect brunâtre. L'émaciation était extrême.
Le malade succomba vers la fin d'avril, deux
mois et demi environ après le début des premiers symptômes.

Si nous avons rapporté cette observation
dont l'issue ne pouvait qu'être fatale, c'est
pour montrer quels services l'hippurate de
chaux peut rendre, même dans les cas incura-
bles, quelle est sa puissance contre l'uratémie
qui accompagne toujours la cirrhose veineuse,
et quels effets favorables on est en droit d'en
attendre quand on est aux prises avec l'ascite,
qui ne manque pas de la compliquer d'assez
bonne heure.

En résumé, l'hippurate de chaux serait, en

quelque sorte, d'après nos observations déjà
assez nombreuses, un véritable spécifique de
la cirrhose hypertrophique, dans ses premières
périodes, un agent palliatif, quelquefois même
curatif des accidents de la cirrhose veineuse.
Il agit notamment avec une merveilleuse rapi-
dité dans les cas de dyspepsie alcoolique qui
marque le début de la première. L'appétit re-
naît sous son influence, et nous avons toujours
vu les vomissements glaireux ou même alimentaires de cette période, ainsi que la diarrhée, sûrement enrayés dès les premières doses
du médicament. S'agissait-il de cas plus
avancés, quand déjà le foie présentait une
ampliation plus ou moins considérable de son
volume, et qu'il existait des crises d'hépatalgie,
des phénomènes de rétention de la bile et
divers autres symptômes dont nous ne con-
naissons que trop la gravité, eh bien ! la médication que nous préconisons était encore si
bienfaisante, que la guérison a été complète et
définitive, toutes les fois que le malade a eu le
courage de renoncer à ses funestes habitudes.
Rara avis ! en vérité. Nous avons vu l'ictère
disparaître, s'il existait ; les désordres gastro-
intestinaux et l'inappétence absolue, faire
place à l'exercice régulier des fonctions de la
digestion, les phénomènes réflexes douloureux

s'évanouir; les urines perdre leur nuance foncée, cesser de contenir l'acide urique en excès, et devenir plus riches en urée, enfin le foie rentrer peu à peu dans ses limites normales. Dans les cas de cirrhose atrophique, il nous a été donné plusieurs fois d'assister à la résorption complète du liquide épanché dans le péritoine, et à celle de l'œdème des membres inférieurs. Plein de confiance dans un traitement qui, entre nos mains, a fourni d'aussi brillants résultats, nous engageons vivement nos confrères à l'essayer, à leur tour, et ils le feront avec d'autant plus de sécurité, qu'ils ont la certitude de n'introduire dans l'économie qu'une substance inoffensive, composée d'une base qui fait partie intégrante de l'un de nos tissus, et d'un acide qui entre dans la constitution d'une sécrétion d'une importance capitale, absolument indispensable à toute digestion animale.

Nous avons publié la formule du sirop d'hippurate de chaux dans la *Gazette hebdomadaire* et dans le *Bulletin de thérapeutique*, et le distingué reporter du *Concours* a bien voulu la reproduire dans les colonnes de ce journal, ce dont nous lui exprimons ici toute notre reconnaissance.

A raison du prix vraiment exorbitant de

l'acide hippurique des droguistes (1), nous croyons être utile à nos confrères qui, sur la foi de nos assertions, recourront à la médication héroïque que nous visons à introduire dans la thérapeutique, qu'ils trouveront dans la maison Trouette-Perret les préparations d'hippurate de chaux à des prix, nous ne dirons pas abordables, mais même très modiques.

____

(1) Environ 750 fr. le kilog. Depuis que nous en avons proposé l'emploi thérapeutique, le prix s'en est élevé successivement à 2.500 fr., puis à 3.000 et jusqu'à 6.000 fr. le kilog !

www.ingramcontent.com/pod-product-compliance
Ingram Content Group UK Ltd.
Pitfield, Milton Keynes, MK11 3LW, UK
UKHW022352120726
13694UKWH00004B/1834